I0076859

DÉPARTEMENT DE LA SEINE-INFÉRIEURE

—※—

ASILE D'ALIÉNÉES DE SAINT-YON

—⁕◆◆◆⁕—

RAPPORT MÉDICAL

Pour l'année 1891

—∼∽◦∾∾—

ROUEN

DE L'IMPRIMERIE CAGNIARD

Rues Jeanne-Darc, 88, et des Basnage, 5

—

1892

DÉPARTEMENT DE LA SEINE-INFÉRIEURE

---※---

ASILE D'ALIÉNÉES DE SAINT-YON

RAPPORT MÉDICAL

Pour l'année 1891

ROUEN

DE L'IMPRIMERIE CAGNIARD

Rues Jeanne-Darc, 88, et des Basnage, 5

—

1892

66

206

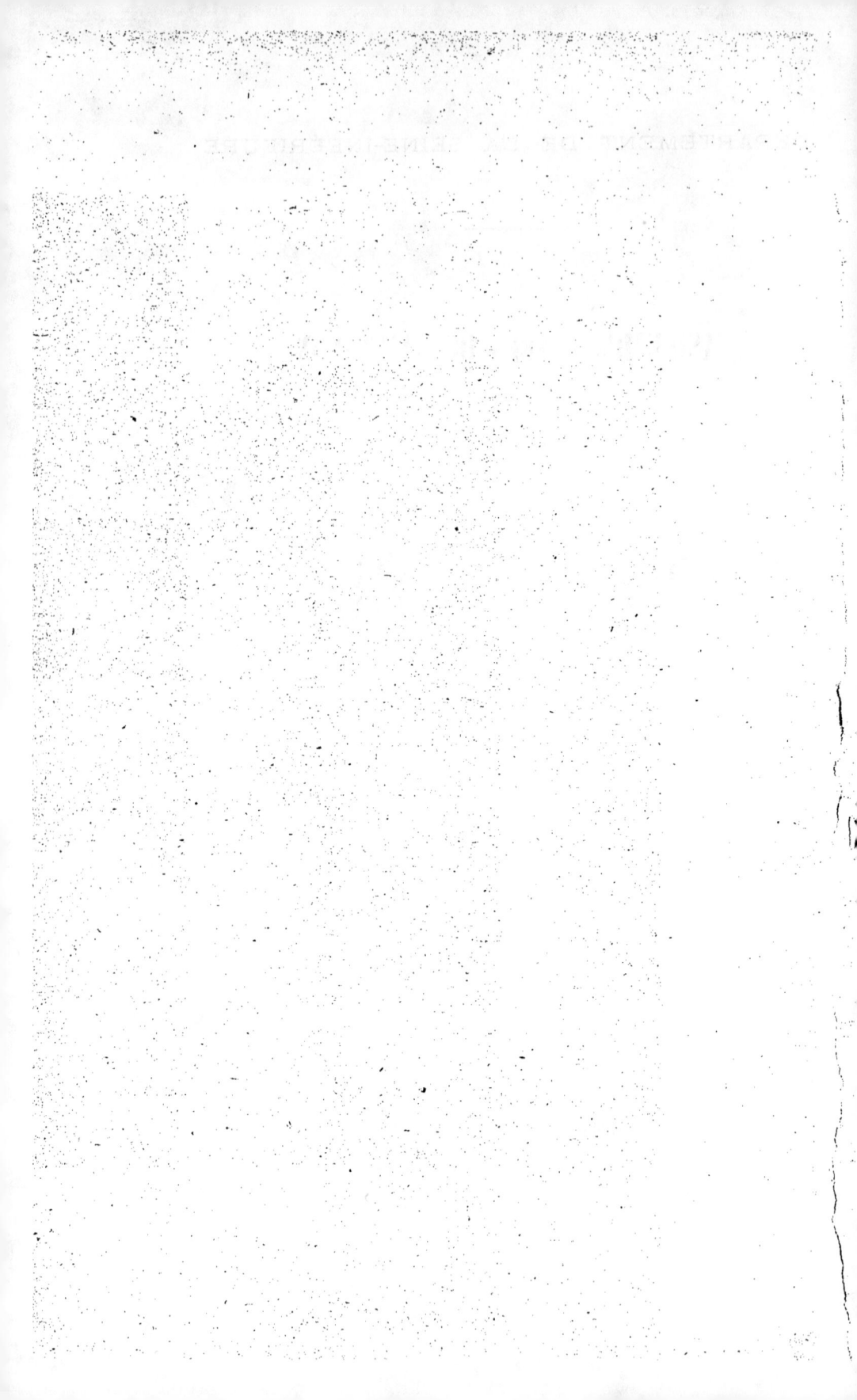

ASILE D'ALIÉNÉES DE SAINT-YON

RAPPORT MÉDICAL

Pour l'année 1891

MOUVEMENT DE LA POPULATION

Le mouvement de la population est résumé dans un tableau présentant la situation au 1er janvier, l'ensemble des admissions, des sorties et des décès, et indiquant la population au 31 décembre.

Population de l'asile au 1er janvier 1891.	1.067.
Admises pour la première fois dans un asile.	164
Réintégrées par suite de rechute ou de sortie avant guérison.	42
Transférées d'un autre asile	2
Total des admissions , ...	208
Sorties par guérison	28
— amélioration.	41
— autres causes	32
Total des sorties.	101
Décédées	111
Total des sorties et des décès. . . .	212
Population au 31 décembre 1891.	1.063

Pour les dix années précédentes, nous trouvons :

Pour moyenne des admissions 201.6
— des sorties 92.9
— des décès. 103.8

Le mouvement de la population de 1891 montre que, pour l'année écoulée, les admissions, les sorties et les décès ont été un peu au-dessus de la moyenne des dix années antérieures, sans toutefois présenter un écart considérable.

La population des malades inscrites sur les registres de l'établissement était, au 31 décembre, inférieure de 4 unités à la population inscrite au 1ᵉʳ janvier 1891 ; mais le nombre des absentes par congé était de 7 au 1ᵉʳ janvier et de 3 seulement au 31 décembre, de sorte que le nombre des malades réellement présentes, était exactement le même, au début et à la fin de l'année.

Le nombre des journées de présence a été de. . . . 388.007
On relève pour les absentes par congé. . . . . . . , 1.658 journées

Ensemble 389.665

Soit une moyenne journalière de 1,067 malades inscrites sur les registres de l'asile. Nous signalions, dans notre précédent rapport, une moyenne journalière de 1,062 malades pour l'année 1890, et nous ajoutions que c'était la moyenne la plus élevée qui ait été constatée jusqu'à présent à l'Asile Saint-Yon. La moyenne de la population de 1890 a été dépassée en 1891. Au mois d'octobre, le nombre des aliénées présentes a atteint le chiffre de 1,082, et nous approchions, alors, de la limite extrême qui ne peut pas être dépassée sans commencer à ressentir les effets de l'encombrement. Le nombre des admissions s'est heureusement ralenti en fin d'année, tandis que le nombre des sorties augmentait, et cette double circonstance se rencontrant à la saison d'hiver, où d'habitude les décès sont plus nombreux, le mouvement ascensionnel de la population s'est arrêté.

Les éléments étrangers au département n'influent pas sensiblement sur le mouvement de la population de l'Asile Saint-Yon. L'accroissement constaté dans les dernières années a porté uniquement sur les indigentes au compte du département.

La répartition, pour l'année 1891, est la suivante :

	MALADES AU COMPTE			
	du Département de la Seine-Inférieure	d'autres Départements	des Familles	TOTAUX
Population au 1ᵉʳ janvier 1891...	874	3	190	1.067
— au 31 décembre 1891.	878	4	181	1.063
Différence en plus...	4	1	»	»
— en moins..	»	»	9	4

ADMISSIONS

Nous avons, comme les deux années précédentes, suivi, pour établir le relevé des admissions, la classification du Congrès international de 1889.

Les malades admises en 1891 se répartissent de la manière suivante :

	Admises pour la première fois dans un asile.	Admises par réintégration ou transfèrement.	TOTAL
Imbécillité	4	»	4
Idiotie.......................	3	»	3
Folie morale..................	»	1	1
Folie névrosique ⎰ hystérie......	5	»	5
⎱ épilepsie......	4	1	5
⎱ hypochondrie .	1	»	1
Paralysie générale.............	16	»	16
Démence organique............	10	»	10
Démence sénile................	12	3	15
Folie toxique.................	3	2	5
Folie systématisée.............	18	3	21
Manie	30	18	48
Mélancolie	55	14	69
Folie périodique..............	2	1	3
	163	43	206
Non aliénées........	1	1	2
Totaux......	164	44	208

Des deux femmes figurant sur notre relevé comme non aliénées, celle qui est inscrite parmi les admises pour la première fois dans un asile, était une fille de 28 ans, sourde-muette, mère d'un enfant naturel, et de nouveau enceinte. Elle était placée d'office, comme atteinte d'imbécillité. Nous avons constaté chez elle un développement de l'intelligence ne permettant pas de porter un semblable diagnostic, et comme, d'autre part, elle n'avait aucun délire, nous avons provoqué sa sortie.

La seconde femme inscrite comme non aliénée avait été placée en observation sur la demande de la justice, et a fait l'objet d'une expertise médico-légale. Elle était poursuivie pour bris de clôture et elle avait été antérieurement, à cinq reprises différentes, admise dans un asile. La conclusion des experts a été qu'elle était responsable de ses actes et elle a été réintégrée à la maison d'arrêt.

Les admissions se répartissent ainsi, suivant les divers mois de l'année.

NATURE DES AFFECTIONS	Janvier	Février	Mars	Avril	Mai	Juin	Juillet	Août	Septembre	Octobre	Novembre	Décembre	TOTAUX
Imbécillité.	1	»	1	»	1	»	»	»	»	1	»	»	4
Idiotie	»	»	»	2	»	1	»	»	»	»	»	»	3
Folie morale.	»	»	»	»	»	»	1	»	»	»	»	»	1
Folie névrosique. { Hystérie. . .	»	»	1	1	»	»	2	»	1	»	»	»	5
Epilepsie . .	»	»	1	»	»	1	1	»	1	1	»	»	5
Hypochondrie	»	»	»	»	»	»	1	»	»	»	»	»	1
Paralysie générale	3	1	1	4	4	2	1	»	»	»	»	»	16
Démence organique.	»	1	1	»	1	2	3	1	»	»	1	»	10
Démence sénile	1	»	2	1	1	1	1	2	1	1	3	1	15
Folie toxique	»	»	»	1	»	1	»	1	1	1	»	»	5
Folie systématisée	1	1	1	3	2	2	2	2	2	4	1	»	21
Manie.	2	4	6	4	7	4	4	3	3	5	2	4	48
Mélancolie.	3	2	4	6	9	9	6	9	4	7	3	7	69
Folie périodique	»	»	1	»	»	1	»	»	»	»	1	»	3
Non aliénées	»	»	»	»	»	»	»	»	»	»	»	2	2
Totaux.	11	9	19	22	25	24	22	18	13	20	11	14	208

Les admissions sont réparties trop inégalement dans les divers mois de l'année pour qu'on puisse conclure, d'une manière positive, à une influence saisonnière; toutefois, si nous les groupons par trimestres, nous trouvons :

1er Trimestre . . . . 39 admissions
2e   —   71   —
3e   —   53   —
4e   —   45   —

Le maximum des admissions a coïncidé avec le printemps et le minimum avec la période la plus froide de l'année. Si l'on présentait ce mouvement des entrées sous forme d'un tracé graphique, on verrait que la courbe part en janvier d'un point bas, sensiblement au-dessous de l'axe des moyennes de l'année, s'abaisse légèrement en février, puis s'élève en mars au-dessus de l'axe des moyennes, s'élève encore en avril, atteint en mai son apogée, descend légèrement en juin, s'abaisse en juillet, continue de descendre en août, tombe en septembre sensiblement au-dessous de l'axe des moyennes, se relève en octobre, en formant un fort crochet d'ascension, redescend fortement en novembre et remonte un peu en décembre, tout en restant au-dessous de l'axe des moyennes. Nous ne pouvons rien conclure de cette courbe, car, pour tirer des déductions, il faut avoir une série de faits concordants : or, si l'on présente sur le même tracé la courbe des admissions par mois pour les cinq années antérieures, on obtient une série de lignes enchevêtrées et le point le plus élevé d'une année répond parfois au point le plus bas d'une autre.

Nous divisons, comme d'habitude, les malades entrantes en trois catégories :

1° Admises pour la première fois dans un asile;

2° Réintégrées par suite de rechute ou de sortie avant guérison;

3° Admises par transfèrement d'un autre asile.

ADMISSIONS POUR LA PREMIÈRE FOIS DANS UN ASILE

Les malades admises pour la première fois forment, comme nous le répétons chaque année, non seulement la catégorie la plus nombreuse, mais aussi celle qui doit être examinée à part quand on veut suivre le développement de l'aliénation mentale dans le pays.

Les malades admises à Saint-Yon, en 1891, se répartissent ainsi dans les divers mois de l'année :

NATURE DES AFFECTIONS	Janvier	Février	Mars	Avril	Mai	Juin	Juillet	Août	Septembre	Octobre	Novembre	Décembre	TOTAUX
Imbécillité.	1	»	1	»	1	»	»	»	»	1	»	»	4
Idiotie	»	»	»	2	»	1	»	»	»	»	»	»	3
Folie névrosique. { Hystérie. . .	»	»	1	1	»	»	2	»	1	»	»	»	5
Epilepsie. . .	»	»	1	»	»	1	1	»	»	1	»	»	4
Hypochondrie	»	»	»	»	»	»	1	»	»	»	»	»	1
Paralysie générale	3	1	1	4	4	2	1	»	»	»	»	»	16
Démence organique.	»	1	1	»	1	2	3	1	»	»	1	»	10
Démence sénile	1	»	2	1	1	1	1	»	1	»	3	1	12
Folie toxique	»	»	»	1	»	»	»	1	1	»	»	»	3
Folie systématisée	1	1	1	3	1	2	2	2	2	3	»	»	18
Manie.	1	2	2	4	3	3	2	2	2	3	2	4	30
Mélancolie.	3	1	2	5	5	8	5	8	4	6	3	5	55
Folie périodique	»	»	1	»	»	»	»	»	»	»	1	»	2
Non aliénée.	»	»	»	»	»	»	»	»	»	»	»	1	1
Totaux.	10	6	13	21	16	20	18	14	11	14	10	11	164

Par ordre de fréquence, c'est toujours la mélancolie qui domine parmi les malades admises à Saint-Yon pour la première fois. Viennent ensuite, en 1891, la manie, la folie systématisée, la paralysie générale. En ce qui concerne la paralysie générale, nous pouvons relever comme particularité que les 16 malades atteintes de démence paralytique ont été admises dans les sept premiers mois de l'année ; il n'y a là, sans doute, qu'un fait purement accidentel.

Les 3 malades inscrites à folie toxique étaient atteintes de folie alcoolique.

Au point de vue de l'âge des malades admises pour la première fois dans un asile, nous trouvons la répartition suivante :

AGES	Imbécillité	Idiotie	Folie névrosique			Paralysie générale	Démence organique	Démence sénile	Folie toxique	Folie systématisée	Manie	Mélancolie	Folie périodique	Non aliénée	TOTAUX
			Hystérie	Épilepsie	Hypochon-drie										
15 ans et au-dessous . .	1	1	»	2	»	»	»	»	»	»	»	»	»	»	4
De 15 à 20 ans.	1	»	»	»	»	»	»	»	»	»	6	2	»	»	9
De 20 à 25 ans.	»	»	3	1	»	»	»	»	1	»	4	3	»	»	12
De 25 à 30 ans.	1	2	1	»	»	1	»	»	»	1	6	6	»	1	19
De 30 à 35 ans, ...	»	»	»	1	»	4	»	»	»	3	3	10	»	»	21
De 35 à 40 ans.	»	»	1	»	»	1	»	»	»	1	»	6	»	»	9
De 40 à 45 ans.	1	»	»	»	1	4	1	»	1	3	1	5	»	»	17
De 45 à 50 ans.	»	»	»	»	»	4	3	»	»	4	6	7	2	»	26
De 50 à 55 ans.	»	»	»	»	»	2	1	»	»	1	»	10	»	»	14
De 55 à 60 ans.	»	»	»	»	»	»	2	»	1	1	2	2	»	»	8
De 60 à 65 ans.	»	»	»	»	»	»	1	1	»	2	1	4	»	»	9
De 65 à 70 ans.	»	»	»	»	»	»	1	1	»	2	»	»	»	»	4
De 70 à 75 ans.	»	»	»	»	»	»	1	6	»	»	»	»	»	»	7
De 75 ans au-dessus . .	»	»	»	»	»	»	»	4	»	»	1	»	»	»	5
Totaux	4	3	5	4	1	16	10	12	3	18	30	55	2	1	164

Comme d'habitude, les malades âgées de moins de 15 ans sont des faibles d'esprit ou des épileptiques ; nous n'avons à faire remarquer, dans les autres formes d'aliénation mentale, en 1891, aucune particularité se rapportant à l'âge des malades.

Au point de vue de l'état-civil, les malades admises pour la première fois, se répartissent en :

Célibataires	58
Femmes mariées	75
Veuves	30
Total	163

A ajouter pour ordre :

Non aliénée (célibataire)	1
Ensemble	164

Nous avons relevé comme causes présumées :

			UNIQUE		MULTIPLE			TOTAUX
			Directe	Collatérale	Directe	Directe et collatérale	Collatérale	
Causes prédisposantes	Hérédité	Alcoolique	5	»	1	»	»	6
		Congestive	3	»	»	»	»	3
		Dégénérative	4	1	1	»	1	7
		Névropathique	2	1	»	»	1	4
		Vésanique	8	3	1	»	4	16
		Névropathique et alcoolique	»	»	1	1	»	2
		Névropathique et congestive	»	»	1	»	»	1
		Névropathique et dégénérative	1	»	»	1	»	2
		Vésanique et alcoolique	»	»	1	4	»	5
		Vésanique et congestive	»	»	»	1	»	1
		Vésanique et dégénérative	»	»	»	2	»	2
		Vésanique et névropathique	»	»	»	3	1	4
		Vésanique, névropathique et alcoolique	»	»	»	1	»	1
	Etat congénital sans hérédité connue							2
	Nervosisme							12
	Affection mentale antérieure							4

			TOTAUX
	Alcoolisme et débauche		3
	Excès alcooliques seuls		23
	Parturition		10
	Dysménorrhée		2
	Ménopause		7
	Sénilité		12
Causes physiques.		Arrêt de développement	2	
		Congestion cérébrale	2	
		Hémorrhagie cérébrale	1	
		Ramollissement cérébral	3	
	Modifications pathologiques,	Méningite	2	19
		Traumatisme	1	
		Choc opératoire	2	
		Fièvre typhoïde	3	
		Syphilis	2	
		Insolation	1	
	Misère sociale		6
	Chagrins domestiques		21
Causes morales	Jalousie		1
	Déceptions		6
	Mysticisme		2
	Revers et peines indéterminées		7
Causes inconnues			8

(Causes occasionnelles.)

Nous nous attachons à rechercher les causes aussi exactement que possible. Mais les renseignements qui nous sont donnés, soit par les familles, soit par la voie administrative, sont souvent incomplets et parfois inexacts et nous ne pouvons pas en garantir l'authenticité absolue. Une des difficultés d'un relevé, comme celui que nous présentons, est qu'on peut rencontrer chez la même malade des causes multiples et notamment des causes prédisposantes en même temps que des causes occasionnelles. Il n'y a donc pas à additionner les totaux pour chercher une coïncidence avec le nombre des malades admises. La somme des héréditaires est cependant possible; elle s'élève à 54 aliénées; quoique représentant le *tiers* des admissions, ce chiffre est certainement encore au-dessous de la réalité.

Les abus alcooliques ne sont pas en décroissance.

Dans l'état récapitulatif du mouvement des aliénées dont l'affection est attribuée à l'alcoolisme (publié dans le rapport de M. Claude, des Vosges), on a relevé à Saint-Yon la proportion suivante :

De 1861 à 1865.	6.65 %
De 1866 à 1870.	6.21 %
De 1871 à 1875.	7.47 %
De 1876 à 1880.	10.73 %
De 1881 à 1885.	12.28 %

Depuis 1886, on relève les excès alcooliques dans les proportions suivantes :

1886.	9.» %
1887.	14.7 %
1888.	10.2 %
1889.	9.8 %
1890.	7.5 %

Moyenne des 5 années : 10.2 %.

La période de 1886 à 1890 se rapprocherait donc de la période de 1876 à 1880, soit une diminution sur la période quinquennale précédente; mais, par contre, nous relevons les excès alcooliques en 1891, déduction faite des causes inconnues, dans une proportion de 16.77 %, c'est-à-dire une augmentation considérable sur les années précédentes.

De l'examen des cas de folie ayant pour cause l'intoxication éthylique à celui de la paralysie générale, sous l'aspect étiologique, la transition est facile, et cela, même pour un esprit comme le nôtre, c'est-à-dire sans préventions d'aucune sorte, sans parti pris préalable. Le fait est que, depuis plusieurs années, c'est une question qui reparaît si fréquemment à l'ordre du jour, de congrès en congrès, de thèse en thèse, de discussion en discussion, qu'il nous a paru intéressant, à nous aussi, de rechercher dans le petit domaine de nos observations journalières, les éléments propres, non pas à résoudre le problème posé, — chose éminemment délicate, — mais, tout au moins, à en éclairer quelque peu plus les inconnues.

Chaque statistique nouvelle, en effet, apporte avec soi des notions propres qui viennent augmenter insensiblement le faisceau des vérités acquises. Mais, pour atteindre pleinement le but visé, il est des conditions essentielles que doivent remplir ces sortes de travaux : complète bonne foi de la part du scrutateur, impartialité entre les diverses doctrines émises et défiance extrême de lui-même dans les interprétations qu'un tempérament plus ou moins poétique, plus ou moins imaginatif, le porterait quelquefois à donner; il ne faut pas qu'il dise, par exemple : « cela pourrait être ainsi, donc cela doit être, » simplement parce que son penchant l'entraîne, mais bien : « cela n'est pas net, cela n'est pas précis, et s'en ira grossir le chiffre des rebuts, » c'est-à-dire, dans l'espèce, le nombre des malades entrés sans renseignements.

Rebuts est bien le nom qui convient ici à ce caput mortuum dont est fatalement encombrée toute statistique, et qui, souvent, constitue une source d'erreur; voici en quoi : un ensemble de faits, de gens, de malades, si l'on veut, étant donné, il y a lieu de rechercher combien d'entre eux présentent une particularité quelconque. Si cette particularité se montre à l'œil nu, si elle est claire, patente, évidente, la sélection est vite faite et le résultat de l'examen se traduit par une fraction dont le numérateur indique le chiffre empiriquement trouvé, tandis que le dénominateur sera représenté par le *total* de l'ensemble primitif. Mais, qu'au contraire, il s'agisse d'établir une statistique dont l'objet peut être assez délicat à poursuivre et d'une essence telle qu'une certaine partie, un groupe de l'ensemble reste sans avoir donné de réponse aux recherches entreprises, serons-nous encore en droit de représenter le dénominateur de notre fraction par le total général des individus ou des faits constituant la somme initiale ? Evidemment non ; puisque x d'entre eux seront restés pour nous lettre morte et qu'ils peuvent aussi bien être pourvus que dépourvus de l'objet précis de nos investigations. Pour procéder correctement, nous devrons donc laisser x de côté et appliquer à notre fraction le dénominateur $(A—x)$, si l'on représente par A l'ensemble donné.

C'est ainsi que nous-mêmes, comme on le verra plus loin, nous avons omis de comprendre dans notre pourcentage 27 paralytiques sur lesquelles tout renseignement nous faisait défaut. Est-ce l'alcool, la syphilis, une hérédité quelconque, etc., qui ont, chez ces 27 malades, déterminé la production de la méningo-encéphalite diffuse ? Nous l'ignorons absolument : le processus pathologique peut, chez elles, avoir des sources figurant parmi ces dernières, comme il pourrait invoquer aussi bien l'une ou l'autre, ou plusieurs même de celles qui composent notre tableau. Tout ce qu'il nous est permis de dire, par conséquent, c'est que sur *tant* de malades *connues*, il en est un nombre de... qui paraissent relever de tel ou tel facteur étiologique; tout ce que nous pouvons faire, c'est baser sur ces chiffres seuls notre proportion. La chose tombe sous le sens; il y aurait mauvaise grâce à vouloir y insister davantage.

De là, vraisemblablement, de l'inobservation de ce détail ou de sa mise en pratique, découlent pour une certaine part, les divergences énormes qui séparent des statistiques, appuyées, cependant, de noms éminemment recommandables. Une autre raison en est aussi, dans l'étroitesse de point de vue, tous les jours plus grande, où semblent se resteindre les observateurs. Pour les uns, c'est la syphilis qui constitue la cause par excellence de la paralysie générale; d'autres, écartant ce facteur d'une manière rigoureuse, ne sauraient trouver ailleurs que dans l'alcool le coupable méconnu; un tiers survient, qui met tous les désordres de la maladie de Bayle sur le compte d'une suractivité cérébrale trop constante... De sorte que, soit au Midi, soit au Nord, de ci, de là, chacun ayant son objectif, se produit, sans aucun doute, le fait suivant : dans un sujet très varié d'aspects et qui, chaque jour, le devient encore davantage,

> Les chercheurs ne savent plus voir
> Que la couleur qui peut leur plaire...

et cela, le plus innocemment du monde, avec la meilleure foi possible.

Que telle soit ou non la raison à invoquer, la chose n'en existe pas moins, et, — toute question personnelle mise à part, — les affirmations les plus contradictoires se donnent carrière.

Ainsi voit-on M. Kjellberg, en Suède, et, comme lui, beaucoup d'aliénistes allemands déclarer volontiers que *toujours* la paralysie générale prend son origine dans une syphilis latente ou perceptible, — individuelle ou ancestrale ; M. Régis pro duire au Congrès de Rouen (1) un pourcentage de 90,90 syphilitiques, et M. Anglade, dans une thèse récente (2), donner la proportion significative de 81,08 % : soit 30 infec- tées sur un total de 37 paralysées ; — ceci, tandis que M. A. Voisin (3) ne rencontre, lui, que 9 individus contaminés sur 560 malades. D'un autre côté, M. Régnier (4) conclut à un simple parallélisme entre les deux affections, opinion précédemment formulée par M. Christian, en 1889 (5) ; dans l'*Union médicale*, en 1880, le même M. Christian nous avait déjà signalé une observation portant sur 2,000 vérolés traités par Lewin : dans ce nombre, il n'y en avait pas eu 1 % qui évoluât vers la paralysie générale.

A leur tour, M. Garnier (Congrès de Paris) et M. Max. Dubuisson (Congrès de Rouen), opérant l'un et l'autre sur des chiffres élevés de malades, trouvent, entre l'in- toxication alcoolique et la périencéphalite des rapports remarquables, qui, traduits graphiquement, donnent des courbes parrallèles et « d'une allure presque absolument uniforme. On voit les coordonnées des deux courbes s'élever et s'abaisser à des époques contemporaines. Les deux affections, au point de vue de leur fréquence relative, mar- chent de concert, participant aux mêmes oscillations et témoignant par cette uniformité d'allures d'une dépendance bien significative. S'il est vrai qu'il puisse y avoir dans cette simultanéité la traduction des influences d'un même milieu, il semble bien aussi qu'il faille faire intervenir l'action directe de l'alcoolisme sur la fréquence corrélative de la paralysie générale... Je suis de ceux qui pensent que l'intoxication alcoolique est le facteur pathogénique le plus puissant de l'encéphalite interstitielle diffuse... (6) »

Si nous poursuivons nos investigations, nous voyons ensuite que le professeur Ball (7) regarde les excès vénériens comme la cause majeure à invoquer dans la genèse de la maladie, tandis que M. Lemoine et M. Charpentier la trouvent plutôt dans l'arthritisme (8). Enfin, M. Taguet, opérant dans une région maritime où sont fréquents les excès alcooliques et probablement aussi les stigmates de Vénus, constate à l'asile de

---

(1) *Comptes rendus*, p. 44.
(2) Bordeaux, 1891.
(3) *Comptes rendus*, p. 74.
(4) — p. 35.
(5) Congrès de Paris. — *Comptes rendus*, p. 480.
(6) Congrès de Paris, p. 336.
(7) Pichon. — *Folies passionnelles*, p. 73.
(8) Congrès de Paris, p. 280 et 286.

Lesvellec, l'absence presque complète de paralytiques généraux (1). A un autre point de vue, M. Milan Vassitch, médecin serbe, fait, par l'intermédiaire de M. Ritti, secrétaire général du Congrès, une communication analogue en ce qui concerne son pays : il y aurait là fréquence de la syphilis et rareté de la méningo-encéphalite (2).

Au fond, la divergence entre tant d'opinions contraires, est-elle peut-être moins accusée qu'il n'y paraît ; et cela parce que, nous le répétons, chacun des observateurs a pu n'étudier qu'un mode occasionnel de la manifestation méningo-encéphalique. Toutes les causes produites sont vraisemblablement à invoquer, une fois ou l'autre, dans l'étiologie de la paralysie générale ; mais, alcoolisme, vérole, surmenage, débauche et *tutti quanti*, ne sont le plus souvent que des adjuvants à l'égard les uns des autres, ou (qu'on nous passe l'expression, en faveur de l'image), que des agents d'explosion tombant sur un sol longuement élaboré par voie dégénérative, soit personnelle, soit héréditaire : que cette dégénération ancestrale se montre sous les formes nerveuse, congestive, alcoolique, syphilitique ou même vésanique.

Car, quoiqu'on en dise, — et tout dernièrement encore M. Pichon (3) — la diathèse congestive et les affections mentales en général ont bien aussi leur influence sur la production descendante de la paralysie générale. Maint observateur a, depuis longtemps, mis en évidence le nombre relativement considérable des tares phrénopathiques chez les ancêtres du paralysé. Pour ne citer que quelques noms, nous indiquerons au passage : M. Ramadier qui, au Congrès de Paris (p. 298), sur 79 malades observés, trouve l'hérédité alcoolique 22 fois, l'hérédité congestive 20 fois, l'hérédité vésanique 16 fois. — M. Cullerre qui fait « une *large part* à l'hérédité dans la genèse de cette affection en général (4) ». — MM. Christian et Ritti, qui, dans l'article *Paralysie générale*, du *Dictionnaire encyclopédique,* disent : « Si l'hérédité similaire est rare, observe-t-on plus fréquemment l'hérédité vésanique ?... Nous ne croyons pas qu'on puisse émettre un doute à cet égard et nous possédons *un assez grand nombre d'exemples* qui rentrent dans cette catégorie... (5) » Pour remonter un peu plus haut, Calmeil, dans le *Dictionnaire* en 30 volumes, déclare avoir trouvé « plus d'un quart des paralytiques comptant dans leur parenté des mélancoliques, des maniaques, des déments, des hémiplégiques, des épileptiques, des sujets atteints d'encéphalite. » Et il ajoute : « toutes les familles ne consentent pas à avouer ces infirmités et l'on peut avancer hardiment que l'hérédité existe sur un tiers des aliénés paralytiques. » — « Et Marcé, poursuit Foville (6), se demande si cette évaluation n'est pas au-dessous de la réalité... » Foville lui-même, réagissant contre certaines tendances visant à négliger totalement l'hérédité

(1) Congrès de Paris, p. 262.
(2)   —   p. 492.
(3) G. Pichon. — *Folies passionnelles,* pp. 60 et 66.
(4) *Traité des maladies mentales,* p. 346.
(5) **T. LXXIII,** p. 14.
(6) *Dictionnaire de médecine et de chirurgie pratiques,* t. XXVI p. 94.

vésanique lorsqu'elle se rencontre dans des familles de paralytiques, cite quelques exemples où cette étiologie ne saurait être mise en doute. M. Marandon de Montyel en fait autant(1). Enfin, l'un des signataires de ce rapport, basant sur 20 années (1853-72) des recherches statistiques à ce sujet, trouve une proportion de 28 héréditaires par 100 malades examinés ; « il a reconnu, en même temps, que, un père atteint de paralysie générale pouvait léguer à ses enfants la tendance héréditaire à être atteints de la même maladie ou de quelque autre forme d'aliénation mentale (2). »

Aujourd'hui, nos recherches paraissent, *à priori*, avoir atteint un résultat inférieur ; au fond, il n'en est rien ; car, si le groupe général de l'hérédité ne comprend que 21 sujets, — ce qui donnerait seulement la proportion de 20,77 %, — il nous semble juste d'ajouter à ce nombre celui de 11 unités représentant les cas où nous avons trouvé chez la malade arrivée à l'asile sans renseignements positifs, des traces évidentes d'hystéricisme ou d'autres tares nerveuses personnelles. C'est aujourd'hui un fait généralement admis que le nervosisme, surtout dans ses formes frustes, constituerait l'indication d'une hérédité plus que douteuse. Nous laisserons de côté le tempérament congestif et la malade classée sous la rubrique « Faiblesse mentale native », que nous pourrions, peut-être, revendiquer au même titre. Cet appoint n'augmenterait, d'ailleurs, pas sensiblement notre proportion, qui devient, dès lors, égale à $-\frac{32}{101}-$, soit 31,66 %, chiffre qui réalise, comme on voit, les prévisions de Calmeil. Nous avons compris, parmi ces 32 malades, celles affectées d'hérédité congestive, et cela, vu le petit nombre que nous en avons trouvé. Dans notre tableau, en effet, ce facteur ne présente pas le caractère de prépondérance que lui attribuent, en général, les auteurs qui ont fait des recherches sur l'hérédité dans la paralysie générale ; tels, par exemple, que MM. Doutrebente (3), Bouchoir (4), et, sans compter ceux que nous avons déjà cités plus haut, Falret, Lunier, Legrand du Saulle, Foville, etc.

A quoi est due cette notable dissemblance entre les résultats obtenus par nous et ceux trouvés par nos prédécesseurs, c'est ce qu'il serait, sans aucun doute, difficile d'expliquer ; nous ne le tenterons donc nullement ; le fait est là : la seule déduction à en tirer c'est que, chez des paralytiques, nous rencontrons, peu fréquente, il est vrai, mais patente néanmoins, l'hérédité congestive.

Nous ne pouvons pourtant pas négliger de faire remarquer, à ce propos, combien est juste encore aujourd'hui la parole de Calmeil, déjà notée : « toutes les familles ne consentent pas à avouer ces infirmités... » Elles répugnent, toujours ou peu s'en faut, à reconnaître dans un de leurs ascendants ou collatéraux la tare quelconque dont il est porteur : l'expérience nous le démontre chaque jour ; ce n'est qu'à force de circonlocutions et de pièges oratoires qu'on parvient à tirer de certaines personnes ce qu'elles

(1) *Annales médico-psych.*, 1878, II, 341 et suiv.
(2) *Dictionnaire de médecine et de chirurgie pratiques*, t. XXVI, p. 94.
(3) *Thèse*, Paris 1870.
(4) — 1874.

sont habituées à regarder comme un déshonneur, ce dont elles ne parlent, même à leur médecin, qu'avec un malaise évident. Et ce sentiment nous a paru d'autant plus accusé que l'on s'élève davantage dans l'échelle sociale ; de sorte qu'il semblerait (c'est une simple vue personnelle et nous n'oserions rien affirmer) qu'un médecin de maison privée fût, peut-être moins qu'un autre, en situation de contrôler les origines de ses malades.

Quelle que soit d'ailleurs, l'opinion qu'on peut se faire du rôle de l'hérédité immédiate dans l'étiologie de la paralysie générale, il y a lieu de considérer comme parfaitement raisonnable et digne d'attention ce sentiment qui consiste à regarder comme dès longtemps préparé le terrain sur lequel évoluera la méningo-encéphalite. Il faudrait, pour quelques médecins, qu'une sorte de réceptivité spéciale fût nécessaire pour que devienne fécond le germe d'où naîtra occasionnellement la maladie. Les auteurs de l'article *Paralysie générale* dans le *Dictionnaire des sciences médicales* (1), M. Régis (2), M. Lemoine (3), M. Charpentier (4), etc., nous semblent être de cette opinion ; à des points de vue un peu différents, il est vrai, mais, qui tous reviennent à dire, ou peu s'en faut, que le candidat paralytique n'est autre chose qu'un dégénéré. Nous nous rallions volontiers à cette donnée, car elle paraît plus séduisante que toute autre, à considérer les faits habituellement observés dans le domaine psychiatrique en général ; nous nous y rallions, mais sans exclusivisme pourtant, persuadés que c'est toujours commettre une faute que d'être exclusif, en médecine surtout. Nous croyons plus juste de penser que, si, dans la majeure partie des cas, cette conception est la plus digne de créance à nos yeux, il en est d'autres, en petit nombre, ou, *jusqu'à plus ample informé*, quelqu'un des facteurs mis en avant d'ordinaire pourrait agir, à l'état plus ou moins isolé. Nous estimons, en somme, que par le temps de dégénérescence où nous vivons, et en présence des faits contradictoires cités de divers côtés ou présentés par nous, l'intransigeance ne saurait être de mise et qu'un sobre éclectisme doit dominer la question passionnante que nous étudions aussi bien que toutes celles analogues.

C'est à de pareilles considérations, ajouterons-nous, que devraient obéir tous les observateurs qui, jaloux d'atteindre la vérité, la recherchent avec conscience dans leur rayon d'action, empressés d'apporter leur pierre à l'œuvre commune ; il les faudrait, par suite, non moins disposés à s'incliner devant l'évidence des résultats finalement obtenus. Et, puisqu'il nous est donné de revenir incidemment sur les règles propres à augmenter la certitude des statistiques ainsi dressées, nous traiterons de quelques points secondaires habituellement négligés. Le premier aurait pour objet de rendre ces relevés plus comparables entre eux. Quand, en arithmétique, on veut mettre en parallèle plusieurs éléments fractionnaires, on commence, nous le savons, par les réduire au même

---

(1) Tome LXXIII, p. 15.
(2) Congrès de Paris, p. 491.
(3) . — p. 280.
(4) — p. 286, et *Annales médico-psychologiques*, 1887, 1, 289.

dénominateur. Ne devrions-nous pas, en quelque façon, agir de même dans l'étude des causes de la paralysie générale, et ne pas nous contenter de résultats bruts exprimés par un nombre? N'est-il pas facile de concevoir que les résultats des comparaisons entre pourcentages seraient plus justes, si ces derniers portaient sur une même classe d'individus, par exemple, un même corps d'état, une même caste sociale, un même sexe? Les régions même où l'on opère ne sauraient être considérées comme valeurs négligeables; il y aurait certainement lieu d'en tenir compte; et, sans pousser, peut-être, jusqu'aux détails climatologiques, ne siérait-il pas de s'occuper un peu plus qu'on ne semble l'avoir fait jusqu'à présent, des conditions morales, intellectuelles et physiques, où vit la moyenne de leurs habitants? Ainsi, nous en avons la certitude, le Normand ne donnera pas au terme *sobriété* la même valeur que le Languedocien, outre qu'entre deux buveurs de ces contrées différentes la nature des boissons ingérées, aura pour les partisans de l'étiologie éthylique une importance capitale. Enfin, pour indiquer un dernier *desideratum*, qui a bien sa valeur lui aussi, nous ajouterons qu'il serait à souhaiter que les recherches pouvant véritablement prétendre au nom de statistiques portassent sur un nombre qui, en infériorité, ne dépassât jamais la centaine. Encore ce chiffre laisserait-il, sans doute, beaucoup de place, — beaucoup trop certainement, — aux surprises de l'aléa.

Les gros dénombrements sont, évidemment, les meilleurs; leurs chances de certitude croissent avec la somme des unités mises en œuvre. Le contraire de cet axiome étant également vrai, il s'ensuit que, pour nous, en ce qui concerne les documents que nous allons produire, nous ne saurions donner comme véritablement démonstrative une étude basée sur un nombre modeste, et dont la seule utilité — nous l'avons déjà dit, — consiste dans l'apport de quelques faits nouveaux à la masse des faits semblables déjà recueillis. Notre ambition ne vise pas plus haut que d'aider à la statistique générale, conformément au vœu formulé par M. Ballet, au Congrès de Paris, vœu maintes fois réédité depuis, de congrès en congrès.

Faire donc, pour un laps de temps donné, une enquête aussi sévère, aussi précise qu'il nous a été permis de la pratiquer, sur l'étiologie de la paralysie générale à l'Asile Saint-Yon, tel a été notre objectif. Nous l'avons partiellement atteint : sur 128 femmes paralytiques entrées pour la première fois dans la maison, durant le décennium 1882-91, 27 nous échappent, faute de renseignements. Il en reste donc 101 qui, envisagées sous le point de vue spécial où nous les étudions, se répartissent comme l'indique le tableau suivant :

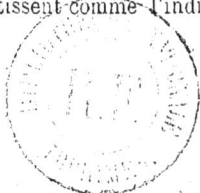

Numéros d'ordre	NOMENCLATURE	Hérédité alcoolique	Hérédité congestive	Hérédité phrénopathique	Hérédité phrénopathique et congestive	Tempérament congestif	Tempérament névropathique	Faiblesse mentale native	Excès alcooliques	Syphilis	Excès vénériens	Onanisme	Parturition	Ménopause	Traumatisme cérébral	Hyposthénies aiguës	Misère et privations	Causes morales	TOTAUX
		1	2	3	4	5	6	7	8	9	10	11	12	13	14	15	16	17	
1	Hérédité alcoolique	1	»	1	»	»	»	»	1	»	»	1	»	»	»	»	»	»	4
2	Hérédité congestive	»	2	»	»	»	»	»	»	»	»	»	»	»	»	»	»	1	3
3	Hérédité phrénopathique	»	»	5	»	»	»	»	1	»	2	»	1	1	1	»	1	1	13
4	Hérédité phrénopathique et congestive	»	»	»	»	»	»	»	1	»	»	»	»	»	»	»	»	»	1
5	Tempérament congestif	»	»	»	»	2	»	»	»	»	»	»	»	1	»	»	»	»	3
6	Tempérament névropathique	»	»	»	»	»	5	»	3	1	»	»	»	»	»	1	»	1	11
7	Faiblesse mentale native	»	»	»	»	»	»	»	»	»	»	»	»	»	»	»	1	»	1
8	Excès alcooliques	»	»	»	»	»	»	»	20	2	6	»	»	»	»	»	2	2	32
9	Syphilis	»	»	»	»	»	»	»	»	1	»	»	»	»	»	»	»	»	1
10	Excès vénériens	»	»	»	»	»	»	»	»	»	1	»	»	»	1	»	»	»	2
11	Onanisme	»	»	»	»	»	»	»	»	»	»	1	»	»	»	»	»	»	1
12	Parturition	»	»	»	»	»	»	»	»	»	»	»	»	»	»	»	1	»	1
13	Ménopause	»	»	»	»	»	»	»	»	»	»	»	»	1	»	»	»	1	2
14	Traumatisme cérébral	»	»	»	»	»	»	»	»	»	»	»	»	»	1	»	»	»	1
15	Hyposthénies aiguës	»	»	»	»	»	»	»	»	»	»	»	»	»	»	»	2	1	3
16	Misère et privations	»	»	»	»	»	»	»	»	»	»	»	»	»	»	»	6	1	7
17	Causes morales	»	»	»	»	»	»	»	»	»	»	»	»	»	»	»	»	15	15

Total. 101

Causes inconnues. 27

Total d'ensemble. 128

Avant de nous livrer à aucun commentaire sur les chiffres portés au tableau ci-dessus, il est bon, pensons-nous, de dire quelques mots sur la nomenclature et le principe que nous avons adoptés dans sa confection.

Tout d'abord, persuadés qu'il doit être assez rare que la paralysie générale relève d'une cause unique, nous avons répété verticalement et horizontalement notre série de facteurs étiologiques; de telle sorte que se combinant deux à deux, ils puissent en certaines occasions jouer réciproquement le rôle principal ou secondaire : le premier figurant d'ordinaire sur la ligne horizontale.

Cette dernière indication ne saurait, pourtant, avoir rien d'absolu ; s'il est vrai que, d'après notre procédé, la syphilis et les excès vénériens semblent, par rapport aux excès alcooliques, avoir eu, dans l'éclosion de la paralysie générale, une action moins importante, il faut ne s'en prendre, ni à nos préférences, ni par ailleurs, à une certitude qui nous fait défaut ; en réalité, nous ne pouvions placer sur la même ligne ces trois facteurs et c'est l'ordre alphabétique qui a été suivi, les deux plus fréquemment invoqués prenant toutefois la tête ; de ce que deux malades ont été, en même temps, syphilitiques et alcooliques, il ne s'ensuit nullement que nous voulions donner à penser qu'elles furent, avant tout, des victimes de l'alcool, et que, chez elles, la vérole survenant, ne fît qu'aggraver une situation déjà compromise ; nous ne voulons dire ni cela, ni le contraire non plus ; c'est une simple constatation que nous livrons toute brute et sans commentaires aux partisans des deux théories ; quant à nous, nous ne pouvons que nous demander dans quelle mesure la méningo-encéphalite, chez ces deux malades, pouvait être plutôt imputable à l'un qu'à l'autre des deux facteurs. Nous en dirons autant des six unités inscrites dans les colonnes : horizontale 8 $\times$ verticale 9.

Ces réserves faites en ce qui regarde ce groupe, — lequel occupe justement le centre de notre nomenclature, — nous ajouterons que, pour le reste des cas, lorsque deux ou plusieurs causes sont venues s'offrir à nous, leur classement s'est effectué de la façon qui nous a paru la plus logique. C'est ainsi que nous avons considéré l'hérédité alcoolique comme la raison majeure de l'affection dans trois cas de paralysie : une fois, elle a agi seule ; dans deux autres circonstances, elle a eu pour adjuvants les excès alcooliques et l'onanisme. Reste une quatrième malade, à hérédité mixte ; ici encore, nous n'avons pas entendu placer l'hérédité phrénopathique dans un état d'infériorité d'action vis-à-vis de sa congénère : c'est le classement alphabétique qui a tout fait.

Ceci nous amène à parler de la série des causes indiquées au tableau, et de ses divisions ou subdivisions.

Après dépouillement des résultats obtenus dans nos recherches, nous avons pu réduire au chiffre de 17 le nombre des types étiologiques rencontrés.

Nous avons constitué deux groupes principaux : 1° celui des *causes prédisposantes* (1 à 7) ; 2° celui des *causes occasionnelles*, comprenant deux classes : *causes physiques* (8 à 16), et *causes morales* (17). Cette dernière classe serait, en quelque sorte, divisible à l'infini ; elle implique tous les mouvements passionnels, toutes les modifications plus ou moins brusques de l'équilibre moral, susceptibles de retentir sur l'économie psychique.

Les termes dont nous avons usé sont courants et de compréhension facile, excepté le n° 15 qui demande une explication particulière. Nous avons désigné sous le nom collectif d'*hyposthénie aiguë*, cet état d'épuisement physique que laissent derrière elles les fatigues extrêmes longtemps prolongées ou les convalescences de maladies graves : c'est de l'anémie aiguë d'une nature particulière. Toutes les unités portées à ce facteur représentent des excès de fatigue corporelle, le plus souvent joints à la misère, comme on voit, sauf *une* qui se rapporte à une fièvre typhoïde survenue chez une malade probablement héréditaire, vu son tempérament. (H⁰ $\times$ V¹⁵.)

Ces explications fournies, reste à examiner les résultats obtenus. Les gros chiffres sont seuls intéressants. En première ligne, nous placerons le groupe des hérédités proprement dites qui comprend 21 personnes, dont voici le détail :

				LIGNES			
			DIRECTE — Hérédité		MIXTE — Hérédité multiple	COLLATÉRALE — Hérédité	
			unique	multiple		unique	multiple
1. L'hérédité alcoolique seule	a fourni	3 cas, dont :	2	1	»	»	»
2. — congestive seule	—	3 —	2	»	»	1	»
3. — phrénopathique seule	—	13 —	»	»	1	8	4
4. — phrénopathique et alcoolique	—	1 —	»	1	»	»	»
5. — phrénopathique et congestive	—	1 —	»	»	1	»	»
		21 —	4	2	2	9	4

La malade portée au nº 1, comme affectée d'hérédité multiple directe, avait son père et son grand-père alcooliques ; celle du nº 4 avait sa mère aliénée.

De même, l'un des collatéraux de la femme figurant au nº 5 était fou, et l'un de ses ascendants congestif. Il nous a fallu numéroter séparément ce cas particulier parce que un autre facteur que l'hérédité — les excès alcooliques, — semble avoir participé à l'éclosion de la paralysie générale chez le sujet, et que notre tableau est insuffisant à signaler plus de deux causes concomitantes. Ajoutons, pour en finir avec l'hérédité, qu'un petit nombre seulement des malades appartenant à cette catégorie ont, par l'évolution plus lente chez elles de l'affection, confirmé la manière de voir de M. Doutrebente (1).

Un des groupes les plus remarquables est celui formé par l'ensemble des excès alcooliques : il compte 32 individus. Si, pour éviter toute interprétation contestable, nous défalquons de ce chiffre 12 cas considérés comme secondaires, uniquement en raison de la place qu'ils occupent dans la nomenclature, nous restons en face de 20 femmes chez lesquelles aux excès d'alcool seuls reste imputable l'étiologie de la périencéphalite. Considérée sous le même aspect, la syphilis ne nous offre qu'un seul fait analogue ; si nous la regardons comme cause prépondérante dans tous les cas où elle figure, nous arrivons au chiffre 4 ; si, par tolérance, nous considérons comme entachés de cette modification morbide l'ensemble des excès vénériens, où l'on devrait, en bonne règle, l'admettre tout au plus comme possible, nous obtenons, par cette nouvelle

(1) Notamment : *Annales médico-psychologiques,* 1879, I, 226.

adjonction, le nombre maximum de 14 unités; même seuls, les excès alcooliques l'emportent encore numériquement.

Les causes morales, les privations dues à la misère se montrent chez une grande quantité de nos paralytiques; le nervosisme également; quelle est, à vrai dire, la part exacte de chacun de ces facteurs dans la production de la paralysie? C'est ce qu'il serait difficile d'indiquer expressément, bien qu'il soit permis de supposer que l'ébranlement psychique dû aux unes, l'anémie et l'inquiétude sans cesse renaissante du pain quotidien, produites par les autres, doivent agir d'une manière néfaste sur des cerveaux fréquemment prédisposés. Et puis, le misérable découragé cherche quelquefois des consolations dans les spiritueux; comme aussi, le malheureux, vaillant encore, s'impose de rudes fatigues que ne compense nullement le maigre profit qu'il en retire. Notre tableau compte de ceux-ci et de ceux-là.

Une transition naturelle nous amène à envisager nos paralytiques sous l'aspect social et à passer en revue les professions exercées par elles.

Voici le tableau que nous en avons dressé :

PROFESSIONS	ANNÉES										TOTAUX
	1882	1883	1884	1885	1886	1887	1888	1889	1890	1891	
Blanchisseuses	1	»	»	»	»	1	»	»	»	»	2
Commerçantes	»	»	»	»	»	2	3	»	»	1	6
Couturières.	4	1	2	»	3	2	2	2	1	»	17
Cuisinières.	»	»	»	»	I	»	»	1	»	»	2
Domestiques	»	»	1	1	»	»	1	3	1	3	10
Gardes-malades, ...	»	»	»	»	»	»	1	»	»	»	1
Journalières	5	2	7	2	3	9	7	4	4	6	49
Lingères.	»	1	1	»	»	»	»	»	1	1	4
Ouvrières de fabrique	»	1	»	»	2	1	1	2	1	»	8
Prostituées.	1	»	»	»	»	»	»	1	»	1	3
Repasseuses	»	»	»	»	1	»	»	»	»	»	1
Sans profession.	»	5	1	2	2	»	3	4	4	4	25
Totaux	11	10	12	5	12	15	18	17	12	16	128

Ce sont, comme on le voit, des professions généralement peu relevées qui fournissent de paralytiques l'Asile Saint-Yon durant le décennium 1882-91; il ne faudrait pas, en effet, se laisser prendre à l'étiquette, parfois mensongère de la dernière ligne; elle aurait, en bien des circonstances, besoin d'une épithète ou d'un correctif tels que l'adjectif *avouable*, par exemple. Le chiffre 25 comprend peu de rentières, au sens normal de l'expression : ce sont, en majorité, des ménagères, — c'est-à-dire des femmes s'occupant de leur intérieur, — qui le composent; on y compte encore des étoiles de café-concert, des caissières de brasserie et quelques autres dames « de la petite vertu. » La profession de celles-ci peut, à bon droit, être invoquée dans la genèse de la périencéphalite; nous en dirons autant des prostituées; les journalières, outre les fatigues souvent très grandes qu'elles supportent, éprouvent le besoin de se stimuler à l'aide de quelques tasses de café toujours fortement alcoolisé; il en est de même des ouvrières de fabrique et des couturières. Une alimentation à peine suffisante, un travail long, pénible et médiocrement rétribué, des habitudes inhérentes au milieu, suffisent, quand l'inconduite ne vient pas se joindre encore à tant de causes d'affaiblissement physique, pour mettre ces travailleuses dans un état d'infériorité sanitaire vraiment propre à les prédestiner. Ajoutons, de plus, le surmenage cérébral, suite des difficultés sans cesse renaissantes de la vie, l'impossibilité où se trouve souvent cette malheureuse classe d'observer les plus élémentaires indications de l'hygiène, et nous obtiendrons une somme causale plus que suffisante pour expliquer le développement de la maladie. Tous les petits métiers en sont là : lingères, blanchisseuses, repasseuses, etc.; pour celles-ci comme pour les cuisinières, peut-être faut-il, de plus, incriminer la chaleur des fourneaux indispensables à leurs occupations (1). Les commerçantes ont le souci de leurs affaires, à peine suffisantes pour vivre; car, les femmes désignées sous cette appellation sont pour la plupart d'humbles mercières ou d'infimes marchandes : fruitières, épicières, ambulantes, etc. Quant au petit nombre de nos rentières, ce sont des causes morales ou l'alcool qui les ont conduites à Saint-Yon.

Le tableau que nous venons d'examiner, outre la division par professions des paralytiques entrées à l'Asile de 1882 à 1891, permet encore de se rendre compte du chiffre annuel de ces admissions. (V. totaux : ligne horizontale). Ce chiffre oscille entre 5 et 18 comme points extrêmes. La moyenne des dix années égale 13 à quelques dixièmes près; or, si une courbe était dressée à l'aide des nombres annuels successifs, il serait loisible de voir que, à dater de 1886, cette courbe, qui toujours jusque-là s'est montrée inférieure à la moyenne, prend un brusque essor et, sauf en 1890, où elle redescend à 12 unités, se maintient constamment dans les régions élevées de son champ d'évolution. Cette marche ascensionnelle frappera l'esprit d'une manière plus précise encore si, divisant la période étudiée en deux lots de cinq années chacun, nous faisons la somme des chiffres afférents à chacune des années composantes. De 1882 à 1886, nous trouvons 50 paralytiques, et 70, c'est-à-dire 20 en plus, de 1887 à 1891. Ce qui démontre bien nettement, encore une fois, que la méningo-encéphalite croît en fréquence d'une manière continue.

Nous ajouterons encore deux mots sur quelques autres conditions propres à nos malades, et qui peuvent avoir eu leur rôle causal dans la genèse de l'affection cérébrale qui les a frappées. C'est ainsi que nous étudierons successivement : 1° leur âge; 2° leur

(1) Cullerre, *Maladies mentales*, p. 347.

état-civil ; 3° leur manière de vivre ; 4° le lieu de leur domicile ; 5° les habitudes locales ambiantes ; 6° leur état physique, intellectuel et moral.

Age. — Ces 128 femmes ont été séquestrées à des âges assez différents, puisque la plus jeune d'entre elles avait 24, et la plus vieille 58 ans. D'autre part, savoir avec exactitude l'époque où chez chacune d'elles a débuté la cérébropathie, est chose absolument impossible en bien des circonstances. Mais, si nous remarquons que l'on n'interne guère les malades qu'au moment où l'affection est suffisamment confirmée pour qu'ils deviennent incommodes à leur entourage, — ce qui permettrait de supposer chez toutes une période initiale, sinon tout à fait égale, du moins susceptible de faibles écarts en général, — il y aura lieu, pensons-nous, de considérer comme valable, en tant que donnée statistique, l'âge de l'entrée, et de baser là-dessus notre moyenne. Le résultat vient, d'ailleurs, confirmer notre raisonnement : nous trouvons comme moyenne 40 ans 3 mois, ce qui est, en quelque sorte, le « bel âge » de la paralysie générale en période d'évolution. Ce chiffre est, à peu de chose près, celui fourni par les deux paralytiques occupant les points extrêmes de l'échelle : $\frac{24 + 58}{2} = 41$.

Relativement à l'âge, nos malades ne présentent donc rien de particulier.

État-civil. — Il en est de même pour l'état-civil : les femmes mariées (67) l'emportent sur les célibataires (40), aussi bien que sur les veuves (21), et même sur le total de ces deux groupes.

Modus vivendi. — L'étude des professions a déjà révélé que nous avons surtout affaire à de petites gens, vivant pour la plupart au jour le jour, péniblement, pauvrement, ou tout au moins dans la gène : nous parlons des ouvrières ; ou bien à des femmes de plaisir, habituées d'ordinaire au superflu, mais coutumières aussi d'une existence mouvementée où le surmenage tient grandement sa place, où surgissent par intervalles les disparates les plus complets, où la chère lie de la veille est remplacée par la disette du lendemain. Une sorte de détraquement général, de surexcitation nerveuse chez celles-ci : l'anémie, la chlorose, la misère physiologique sous toutes ses formes, pour celles-là, prédisposent les unes et les autres à la périencéphalite. Notons encore les facteurs accessoires habituellement invoqués : l'alcool, la syphilis, les peines morales, les abus de toute nature, selon l'occurence ou la position occupée par la future malade, et la mesure sera comble.

Quant aux rentières, commerçantes, etc..., en fort petit nombre d'ailleurs, qui figurent dans nos tableaux, nous avons eu déjà l'occasion de parler d'elles, à propos des professions, et nous n'y reviendrons pas.

Domicile. — Les recherches faites sur le domicile occupé depuis un certain temps par les 128 paralytiques en question, ont donné une proportion de 111 cas pour la ville et 17 seulement pour la campagne. Ce qui vient à l'appui de la théorie généralement admise qui ferait de la périencéphalite une maladie essentiellement urbaine. Il est certain que la vie rurale est plus saine, plus active, moins difficile surtout, et, partant, plus exempte de soucis, de privations et de mécomptes. Aux champs, les excès se montrent aussi moins fréquents ou plus facilement supportés, s'il s'agit de spiritueux ; quant aux maladies vénériennes, elles y sont particulièrement rares.

Habitudes locales. — Milieu. — L'être vivant subit, avant toute chose, l'influence du milieu où il s'élève. Dans la classe populaire à laquelle appartiennent presque toutes nos malades, et dans les villes d'où procèdent la majeure partie d'entre elles, les premiers exemples que l'enfant a sous les yeux consistent, le plus souvent, en des scènes où l'alcool tient la place d'honneur ; tout jeune, il apprend, à l'exemple de ses parents, à remplacer une nourriture plus substantielle par du café fortement *consolé ;* d'autre part, l'influence d'un climat essentiellement variable en toutes saisons, mais plus particulièrement humide et froid durant les trois quarts de l'année, entre-t-elle aussi pour beaucoup dans ce besoin d'un calorique artificiel que paraît chercher dans les spiritueux la population normande tout entière. Quelle qu'en soit la raison, le fait n'existe pas moins, de par les statistiques les plus autorisées, que la Seine-Inférieure est de tous les départements français celui où règne le plus tyranniquement l'alcoolisme (1). La question de sexe importe peu : « c'est que, en effet, — écrit Lunier en 1877, — depuis un certain nombre d'années, en Bretagne et en Normandie, les excès alcooliques sont devenus presque aussi communs chez les femmes que chez les hommes... » (Ouvrage cité, p. 221). Aussi, notre tableau n° 1 donne-t-il, comme on a pu le voir, une prépondérance marquée aux abus de boissons, parmi les causes présumables de la paralysie générale.

Conditions physiques, intellectuelles et morales. — L'état physique de la population à laquelle appartiennent la plupart de nos paralytiques est assez peu brillant : c'est celui qu'on peut attendre de gens placés au milieu de toutes les causes de dégénérescence que nous venons de signaler. Les plus fortunées d'entre elles sont évidemment en de meilleures conditions ; mais, nous avons vu que c'était là le petit nombre.

Quant à leur manière d'être intellectuelle, chez aucune, pensons-nous, le surmenage spécial aux travailleurs de l'esprit ne saurait entrer en ligne de compte dans la genèse de la méningo-encéphalite. Sur nos 128 malades, 64 savaient ou savent écrire et lire, 12 ne possèdent que la lecture à leur actif scientifique, et 52 sont complètement illettrées. Pas une d'entre elles n'a reçu d'instruction supérieure ; aucune, à notre connaissance, n'avait de certificat ni de diplôme.

Définir exactement les conditions morales dans lesquelles ont vécu ces femmes est chose assez délicate. Nous ne pouvons guère affirmer quoique ce soit de précis à l'endroit de celles qui ont une profession avouable. Aussi, nous contenterons-nous de faire quelques remarques générales, laissant à chacun le soin d'en apprécier la portée.

La corruption, dirons-nous tout d'abord, est surtout un produit de grande ville ; ses victimes sortent plutôt des rangs inférieurs de la société ; l'exemple, la promiscuité des sexes chez les pauvres et dans les fabriques, une insuffisante connaissance des devoirs,

---

(1) Consulter : Thèse de Tourdot, Paris, 1886. — Lunier, *Consommation des boissons alcooliques en France* (1877), et *Bulletins de la Société de Tempérance. — Passim.*

les besoins de l'existence et, le plus souvent, la paresse accompagnée d'une ambition malsaine, sont les principaux agents de sa propagation. Ajoutons, enfin, comme dernier trait local que, si la Normandie est, en France, la terre bénie de l'alcoolisme, le 3ᵉ corps d'armée, qui a Rouen pour chef-lieu, est aussi le premier de tous en ce qui concerne la fréquence des maladies vénériennes (1). De son côté, la population civile paraît non moins profondément atteinte et la contamination va chaque année progressant « aussi bien chez les femmes que chez les hommes (2). »

Une bonne partie de nos paralytiques vient de Rouen; chez elles, nous n'avons cependant rencontré la syphilis qu'un nombre restreint de fois. Nous ne saurions tirer de ce fait des conclusions précises, l'investigation la plus minutieuse n'amenant bien souvent aucun résultat; d'autre part, nous tenons à rester impartiaux jusqu'à la fin.

Nous nous arrêterons donc ici, avec la satisfaction d'avoir su maintenir cette étude dans les strictes bornes que nous avions cru devoir, tout d'abord, nous imposer.

Après une digression, peut-être un peu longue, mais dont l'intérêt fondamental justifie, pensons-nous, l'étendue, il y a lieu de revenir aux malades entrées pour la première fois en 1892 à l'asile Saint-Yon et de les examiner au point de vue de leur origine. Le classement que nous en avons fait par département donne lieu au tableau que voici :

Aveyron	1	*Report.*		38
Calvados	3	Orne		1
Côte-d'Or	1	Seine		2
Côtes-du-Nord	3	Seine-Inférieure		115
Eure	16	Seine-et-Marne		1
Finistère	2	Seine-et-Oise		1
Gers	1	Somme		2
Ille-et-Vilaine	2	Alsaciennes (ayant opté)		1
Isère	1	*Etranger.*		
Loire-Inférieure	1			
Manche	3	Amérique (États-Unis)		1
Meurthe	1	Angleterre		1
Morbihan	1	Total		163
Nord	1	A ajouter pour ordre :		
Oise	1	Non aliénée (Seine-Inférieure)		1
A reporter.	38	Ensemble		164

On voit que sur les 163 malades admises à Saint-Yon, 115 seulement étaient originaires du département de la Seine-Inférieure, soit une proportion de 70,5 %. Mais,

(1) Dʳ André, *Normandie médicale*, 1891.

(2) Dʳ Laurent, *ibid.*, 1892, p. 40.

d'autre part, sur les 163 malades entrées en 1891, le nombre de celles qui avaient acquis leur domicile de secours dans le département s'élève à 154, soit une proportion de 94,4 %. Nous avons alors recherché où et comment s'était opérée la migration dans les divers points du département, en détaillant par cantons et par arrondissements le nombre des aliénées entrantes, puis en étudiant parallèlement les lieux d'origine et les domiciles de secours de ces malades.

Nous avons obtenu le relevé suivant :

Arrondissement de Dieppe.

	Admissions d'après le lieu de naissance.	Admissions d'après le domicile de secours.
Canton de Bacqueville	3	2
— de Bellencombre	1	»
— de Dieppe	4	10
— d'Envermeu	1	1
— d'Eu	»	»
— de Longueville	1	»
— d'Offranville	1	»
— de Tôtes	3	1
TOTAL . . .	14	14

Arrondissement du Havre.

	Admissions d'après le lieu de naissance.	Admissions d'après le domicile de secours.
Canton de Bolbec	2	2
— de Criquetot-l'Esneval	2	1
— de Fécamp	2	2
— de Goderville	3	»
— du Havre	10	23
— de Lillebonne	2	»
— de Montivilliers	»	»
— de Saint-Romain-de-Colbosc .	1	3
TOTAL . . .	22	31

Arrondissement de Neufchâtel.

	Admissions d'après le lieu de naissance.	Admissions d'après le domicile de secours.
Canton d'Argueil..	»	2
— d'Aumale	1	»
— de Blangy	»	1
— de Forges	4	4
— de Gournay	1	»
— de Londinières	»	»
— de Neufchâtel	2	1
— de Saint-Saëns	»	»
TOTAL.	8	8

Arrondissement de Rouen.

Canton de Boos	3	3
— de Buchy	3	2
— de Clères	1	3
— de Darnétal	3	3
— de Duclair	1	2
— d'Elbeuf	11	11
— de Grand-Couronne	1	4
— de Maromme	8	8
— de Pavilly	4	2
— de Rouen	19	53
TOTAL.	54	91

Arrondissement d'Yvetot.

Canton de Cany	1	»
— de Caudebec	3	2
— de Doudeville	3	3
— de Fauville	3	2
— de Fontaine-le-Dun	»	»
— de Ourville	2	1
— de Saint-Valery	2	»
— de Valmont	1	»
— de Yerville	1	»
— d'Yvetot	1	2
TOTAL.	17	10

RÉCAPITULATION.

	Admissions d'après le lieu de naissance.	Admissions d'après le domicile de secours.
Arrondissement de Dieppe.	14	14
— du Havre.	22	31
— de Neufchâtel	8	8
— de Rouen.	54	91
— d'Yvetot	17	10
Total.. . . .	115	154

Ce relevé montre qu'une migration s'opère, non seulement des autres départements dans la Seine-Inférieure, mais encore des campagnes vers les villes, et il est probable que, dans ce dernier cas, l'attraction s'exerce surtout sur des gens prédisposés à la folie.

ADMISSIONS PAR SUITE DE RECHUTE OU DE SORTIE AVANT GUÉRISON.

Les admissions par suite de rechute ou de sortie avant guérison se répartissent de la manière suivante :

NATURE DES AFFECTIONS	1re Réintégration	2me Réintégration	3me Réintégration	4me Réintégration	5me Réintégration	10me Réintégration	TOTAUX
Folie morale	1	»	»	»	»	»	1
Démence sénile	3	»	»	»	»	»	3
Folie toxique	2	»	»	»	»	»	2
Folie systématisée	1	1	»	»	»	»	2
Manie	9	3	3	1	1	1	18
Mélancolie	10	3	1	»	»	»	14
Folie périodique	»	»	»	»	1	»	1
Non aliénée	»	»	»	»	1	»	1
Totaux	26	7	4	1	3	1	42

Les malades atteintes de manie ou de mélancolie forment, comme d'habitude, la majorité des réintégrations, et nous n'avons, pour ces deux formes de folie, rien à signaler qui s'écarte de ce que l'on observe communément. La malade atteinte de folie morale avait été traitée huit ans auparavant à Saint-Yon, et y était ramenée après avoir subi quelques condamnations.

Les trois malades atteintes de démence sénile avaient été admises à une date antérieure pour d'autres formes d'aliénation ; l'une d'elles était sortie de l'Asile depuis 12 ans, une autre depuis 23 ans, la troisième depuis 45 ans.

Des deux malades atteintes de folie systématisée, celle qui était réintégrée pour la première fois, avait pu vivre 14 ans au dehors. Celle qui était réintégrée pour la deuxième fois était sortie non guérie 8 mois auparavant sur la demande de sa famille.

La malade atteinte de folie périodique, et réintégrée pour la cinquième fois, avait eu, au dehors, une période de calme de 10 mois.

Nous avons déjà parlé de la non aliénée. Nous n'avons donc pas à y revenir.

MALADES ADMISES PAR TRANSFÈREMENT.

Deux malades seulement ont été admises par transfèrement d'un autre asile. L'une était une jeune épileptique, fille mineure, née dans la Seine-Inférieure, et ramenée dans son pays d'origine par mesure administrative. L'autre malade, atteinte de folie systématisée, et placée dans une maison de santé de Paris, a été amenée à Saint-Yon par la volonté de sa famille.

SORTIES.

Nous divisons, comme les années précédentes, les sorties en quatre catégories :

Sorties par guérison.
— par amélioration.
— par transfèrement dans un autre asile.
— par autres causes.

Nous ne nous arrêterons pas sur les sorties par transfèrement dans un autre asile; car il s'agit ici d'une question d'ordre administratif et non d'ordre médical, ces transfèrements ayant pour objet de rapatrier les malades dans le département où elles ont leur domicile de secours.

Nous n'avons pas non plus à nous arrêter sur les sorties pour causes autres que la guérison ou l'amélioration des malades. Il s'agit d'aliénées non dangereuses sortant sur la demande des familles, et nous n'avons pas à formuler d'opposition. Parfois, ce sont des incurables; nous n'y voyons alors aucun inconvénient; parfois aussi ce sont des malades que les familles croient, à tort, guéries et qu'elles retirent contrairement à notre avis. Il n'est pas rare, alors, de voir réintégrer la malade à bref délai et les familles viennent nous exprimer le regret de n'avoir pas suivi nos conseils.

Nous présentons dans un tableau, les sorties suivant les divers mois de l'année; nous y faisons nécessairement figurer, pour ordre, les sorties par transfèrement et pour autres causes que la sortie par guérison ou par amélioration. Les deux femmes non aliénées qui figurent aux entrées ne figurent pas aux sorties, parce qu'admises dans les derniers jours de décembre 1891, elles n'ont quitté l'asile que dans les premiers jours de janvier 1892; par une circonstance fortuite, leur court séjour se trouve à cheval sur deux années.

	Janvier	Février	Mars	Avril	Mai	Juin	Juillet	Août	Septembre	Octobre	Novembre	Décembre	TOTAUX
Sorties par guérison													
Folie névrosique : Hystérie . . .	»	»	»	»	2	»	1	»	»	»	1	»	4
Folie systématisée	»	»	»	1	»	»	»	1	»	»	»	»	2
Manie.	1	»	2	1	»	4	1	1	»	1	»	»	11
Mélancolie.	3	1	1	»	1	»	2	»	»	1	1	1	11
Totaux	4	1	3	2	3	4	4	2	»	2	2	1	28
Sorties par amélioration													
Folie morale.	»	»	»	»	»	»	»	1	»	»	»	»	1
Folie névrosique : Hystérie . . .	»	1	»	»	»	»	1	»	»	»	»	»	2
Paralysie générale.	»	»	»	1	»	»	»	»	»	»	»	1	2
Folie systématisée	»	1	»	»	»	»	»	»	»	»	2	»	3
Manie.	»	»	1	2	1	2	1	2	»	1	1	1	12
Mélancolie	»	2	»	»	2	1	»	3	3	2	5	1	19
Folie périodique.	»	»	»	1	1	»	»	»	»	»	»	»	2
Totaux	»	4	1	4	4	3	2	6	3	3	8	3	41
Sorties par transfèrement													
Folie morale.	»	»	»	»	»	1	»	»	»	»	»	»	1
Folie systématisée	»	»	»	»	»	1	»	»	»	»	1	»	2
Manie	»	»	»	»	»	»	»	»	»	»	»	1	1
Mélancolie.	»	»	»	»	»	»	»	»	»	»	»	1	1
Totaux	»	»	»	»	»	2	»	»	»	»	1	2	5
Sorties par autres causes													
Imbécillité. , ...	»	1	»	»	»	»	»	»	»	»	1	»	1
Folie morale.	»	»	»	»	»	»	»	»	»	1	»	»	1
Folie névrosique : Epilepsie. . .	»	»	1	»	»	»	»	»	»	»	»	»	1
Démence organique.	»	»	»	»	»	»	»	»	»	»	»	1	1
Démence sénile	»	»	»	»	»	1	1	»	»	»	»	»	2
Folie systématisée	»	1	»	»	1	»	»	1	1	»	»	1	5
Manie.	1	2	»	1	»	»	»	»	»	»	»	»	4
Mélancolie	1	»	»	2	2	2	1	2	2	»	»	»	12
Totaux	2	4	1	3	3	3	2	3	3	1	»	2	27
Total général . . .	6	9	5	9	10	12	8	11	6	6	11	8	101

C'est toujours la manie et la mélancolie qui fournissent le plus grand nombre de sorties par guérison ou par amélioration.

Nous rattachons à la folie névrosique les cas où les troubles intellectuels apparaissent chez des femmes ayant en même temps ou ayant eu antérieurement des symptômes d'hystérie, et chez lesquelles la névrose donne à la maladie mentale son cachet particulier. Or, dans ces cas, les manifestations délirantes peuvent disparaître et suivant que la malade reste plus ou moins névropathe, nous la classons, au moment de sa sortie, dans la catégorie des guérisons ou des améliorations.

Nous avons cru pouvoir faire figurer, dans le cadre des guérisons, les deux malades inscrites à la folie systématisée, vu qu'elles ne présentaient plus, à leur sortie, aucune trace de délire spécial.

Les deux malades atteintes de paralysie générale et sorties améliorées, sont deux beaux cas de rémission aussi complète que possible.

Les deux tableaux suivants montrent, le premier, l'âge des malades sorties pour cause de guérison ou d'amélioration, le second, la durée du séjour de ces malades à l'asile.

AGES	GUÉRISONS					AMÉLIORATIONS								TOTAL GÉNÉRAL
	Folie névrosique : Hystérie	Folie systématisée	Manie	Mélancolie	TOTAL	Folie morale	Folie névrosique : Hystérie	Paralysie générale	Folie systématisée	Manie	Mélancolie	Folie périodique	TOTAL	
15 ans et au-dessous	»	»	»	»	»	»	»	»	»	»	»	»	»	»
De 15 à 20 ans	»	»	1	1	2	1	»	»	»	»	»	1	2	4
De 20 à 25 ans	3	»	1	1	5	»	1	»	»	2	1	»	4	9
De 25 à 30 ans	1	»	»	»	1	»	1	»	»	3	2	»	6	7
De 30 à 35 ans	»	1	2	1	4	»	»	»	1	2	3	»	6	10
De 35 à 40 ans	»	»	4	1	5	»	»	»	1	1	3	»	5	10
De 40 à 45 ans	»	»	1	3	4	»	»	1	1	1	5	»	8	12
De 45 à 50 ans	»	1	2	3	6	»	»	1	»	1	»	1	3	9
De 50 à 55 ans	»	»	»	»	»	»	»	»	»	2	3	»	5	5
De 55 à 60 ans	»	»	»	»	»	»	»	»	»	»	1	»	1	1
De 60 à 65 ans	»	»	»	1	1	»	»	»	»	»	1	»	1	2
Totaux.	4	2	11	11	28	1	2	2	3	12	19	2	41	69

DURÉE DU SÉJOUR A L'ASILE	GUÉRISONS					AMÉLIORATIONS								TOTAL GÉNÉRAL
	Folie névrosique : Hystérie	Folie systématisée	Manie	Mélancolie	TOTAL	Folie morale	Folie névrosique : Hystérie	Paralysie générale	Folie systématisée	Manie	Mélancolie	Folie périodique	TOTAL	
De 15 jours à 1 mois	»	»	2	2	4	»	1	»	»	»	»	»	1	5
De 1 à 2 mois.	»	1	3	2	6	»	»	»	»	1	»	1	2	8
De 2 à 3 mois.	»	»	»	1	1	»	»	»	»	3	1	»	4	5
De 3 à 5 mois.	1	»	3	2	6	»	1	»	»	3	6	»	10	16
De 5 à 7 mois.	1	1	1	»	3	»	»	»	»	1	3	1	5	8
De 7 à 9 mois.	1	»	»	»	1	»	»	1	»	1	2	»	4	5
De 9 à 12 mois	»	»	1	1	2	»	»	»	»	1	1	»	2	4
De 12 à 15 mois . . : . . .	»	»	1	»	1	1	»	1	»	»	2	»	4	5
De 15 mois à 2 ans	»	»	»	»	»	»	»	»	»	1	»	»	1	1
De 2 à 3 ans.	»	»	»	1	1	»	»	»	»	»	3	»	3	4
De 3 à 5 ans.	»	»	»	2	2	»	»	»	»	1	1	»	2	4
De 5 à 10 ans.	»	»	»	»	»	»	»	»	3	»	»	»	3	3
De 10 ans au-dessus	1	»	»	»	1	»	»	»	»	»	»	»	»	1
Totaux.	4	2	11	11	28	1	2	2	3	12	19	2	41	69

Comme d'habitude, la majorité des malades sortant guéries ou améliorées avaient séjourné moins d'un an à l'asile. La malade qui figure comme atteinte de folie névrosique et sortie guérie après plus de dix ans de séjour à Saint-Yon, était entrée adolescente et avait, au moment de son admission, des attaques d'hystéro-épilepsie. Elle s'est développée physiquement et moralement, a appris à travailler et même à se servir habilement d'une machine à coudre. Ses attaques convulsives avaient complètement disparu, et elle n'avait plus aucun délire.

Pour quarante-deux malades, la sortie définitive a été précédée d'un congé à titre d'essai. Nous constatons que ces sorties provisoires donnent de bons résultats; nous devons, toutefois, signaler qu'un accident s'est produit dans un cas, en 1891. Un cultivateur avait voulu, malgré nos observations, reprendre sa femme, atteinte de lypémanie, et la malade n'étant pas guérie, la sortie avait été autorisée seulement à titre provisoire. Le mari s'était engagé à surveiller attentivement sa femme et à ne pas la laisser seule; mais, un jour, sa vache s'échappa. Il abandonna la femme pour se mettre à la poursuite de la vache et, pendant ce temps, la femme se pendit.

DECÈS

Le nombre des décès est de 111. C'est, par rapport à la population moyenne, une proportion de 10,4 %, et c'est exactement la moyenne de la période décennale de 1881 à 1890. Par rapport à la population traitée, la proportion s'abaisse à 8,7 %.

Les décès se répartissent ainsi dans les divers mois de l'année :

CAUSES	Janvier	Février	Mars	Avril	Mai	Juin	Juillet	Août	Septembre	Octobre	Novembre	Décembre	TOTAUX
Périencéphalite	1	1	1	1	3	2	»	»	»	»	1	1	11
Ramollissement cérébral	»	»	»	»	»	3	»	1	»	»	1	2	7
Congestion cérébrale	»	»	»	»	»	»	»	»	»	»	1	»	1
Hémorrhagie cérébrale	1	»	»	»	»	»	»	1	»	»	»	1	3
Ataxie locomotrice	1	»	»	»	»	»	»	»	»	»	»	»	1
Syncope	»	»	»	»	»	»	»	1	»	1	»	»	2
Affection organique du cœur	1	»	»	2	»	1	1	1	1	1	»	»	8
Bronchite	»	»	»	»	»	»	1	»	»	»	»	»	1
Phtisie pulmonaire	1	»	2	2	1	»	»	1	2	»	»	»	9
Congestion pulmonaire	5	»	1	4	»	»	1	1	1	»	2	2	17
Emphysème pulmonaire	1	»	»	»	»	»	»	»	»	»	»	»	1
Pneumonie	4	»	»	1	1	1	1	»	»	»	1	»	9
Méningite	»	»	»	1	»	»	»	»	»	»	»	»	1
Méningite tuberculeuse	»	»	»	»	»	»	»	»	»	1	»	»	1
Entérite	1	»	»	1	»	»	»	»	2	»	2	1	7
Dothiénenterie	»	»	1	»	»	»	»	»	»	»	»	»	1
Occlusion intestinale	»	»	»	»	»	»	»	»	»	»	»	1	1
Hépatite	»	»	»	»	»	»	»	»	»	»	1	»	1
Erysipèle	»	»	»	»	»	»	»	1	»	»	»	»	1
Carcinose	1	»	»	»	»	»	1	»	»	»	»	1	3
Marasme	3	2	2	1	»	1	1	4	»	1	4	5	24
Asphyxie * (accidentelle)	»	»	»	»	»	»	1	»	»	»	»	»	1
Totaux	20	3	7	13	5	8	7	11	6	4	13	14	111

* Survenue au cours d'une attaque d'Epilepsie.

La mortalité a été énorme au mois de janvier et doit être attribuée à la rigueur de l'hiver; elle a résulté d'affections des voies respiratoires. Elle s'est montrée, au contraire, très réduite en février; plus élevée en mars, elle est restée, cependant, au-dessous de la moyenne; puis, elle a augmenté en avril, a baissé de nouveau en mai, s'est un peu relevée en juin, n'a pas augmenté en juillet, a été plus grande en août, faible en septembre et octobre, forte en novembre et décembre.

Le nombre des décès a été ainsi réparti dans les quatre trimestres de l'année :

1er trimestre..... 30
2e trimestre..... 26
3e trimestre..... 24
4e trimestre..... 31

L'écart, d'un trimestre à l'autre n'a donc pas été très considérable, mais les mois de janvier, novembre et décembre ont fourni, à eux trois, 42 % des décès de l'année.

Les deux tableaux suivants montrent, l'un la forme d'aliénation mentale dont les malades décédées étaient atteintes, l'autre. l'âge de ces malades :

CAUSES	Imbécillité	Idiotie	Folie morale	Folie névrosique		Paralysie générale	Démence organique	Démence sénile	Folie toxique	Folie systématisée	Manie	Mélancolie	Folie périodique	Non aliénée	TOTAUX
				Épilepsie	Ataxie										
Périencéphalite.	»	»	»	»	»	11	»	»	»	»	»	»	»	»	11
Ramollissement cérébral.	»	»	»	1	»	»	2	1	»	»	3	»	»	»	7
Congestion cérébrale. . .	»	»	»	»	»	»	»	»	1	»	»	»	»	»	1
Hémorrhagie cérébrale. .	2	»	»	»	»	»	»	»	»	»	1	»	»	»	3
Ataxie locomotrice. . . .	»	»	»	»	1	»	»	»	»	»	»	»	»	»	1
Syncope	»	»	»	»	»	»	»	»	»	1	»	1	»	»	2
Affection organique du cœur	»	1	»	1	»	»	1	»	»	2	»	3	»	»	8
Bronchite.	»	»	»	»	»	»	»	»	»	»	1	»	»	»	1
Phtisie pulmonaire . . .	1	1	»	1	»	1	»	»	»	»	4	1	»	»	9
Congestion pulmonaire. .	2	1	»	1	»	2	»	4	»	»	2	5	»	»	17
Emphysème pulmonaire.	»	»	»	»	»	»	»	1	»	»	»	»	»	»	1
Pneumonie.	1	»	»	»	»	»	1	3	»	»	»	4	»	»	9
Méningite.	»	»	»	»	»	»	»	»	»	»	1	»	»	»	1
Méningite tuberculeuse .	»	»	»	»	»	»	»	»	»	»	1	»	»	»	1
Entérite	»	1	»	»	»	»	2	»	»	»	2	2	»	»	7
Dothiénentérie.	»	»	»	»	»	»	»	»	»	»	»	1	»	»	1
Occlusion intestinale. . .	»	»	»	»	»	»	»	1	»	»	»	»	»	»	1
Hépatite	1	»	»	»	»	»	»	»	»	»	»	»	»	»	1
Erysipèle.	»	»	»	1	»	»	»	»	»	»	»	»	»	»	1
Carcinose.	»	»	»	»	»	»	»	1	»	2	»	»	»	»	3
Marasme	1	»	»	1	»	»	1	7	»	3	4	6	1	»	24
Asphyxie * (accidentelle) .	»	»	»	1	»	»	»	»	»	»	»	»	»	»	1
Totaux	8	4	»	7	1	14	7	18	1	8	19	23	1	»	111

* Survenue au cours d'une attaque d'Epilepsie.

AGES	Imbécillité	Idiotie	Folie morale	Folie névrosique		Paralysie générale	Démence organique	Démence sénile	Folie toxique	Folie systématisée	Manie	Mélancolie	Folie périodique	Non aliénée	TOTAUX
				Epilepsie	Ataxie										
De 15 à 20 ans	1	1	»	»	»	»	»	»	»	»	1	»	»	»	3
De 20 à 25 ans	»	1	»	1	»	»	»	»	»	»	1	»	»	»	3
De 25 à 30 ans	»	2	»	»	»	»	»	»	»	»	1	1	»	»	4
De 30 à 35 ans	»	»	»	4	»	3	»	»	»	»	1	1	»	»	9
De 35 à 40 ans	1	»	»	»	»	3	»	»	»	»	1	1	»	»	6
De 40 à 45 ans	1	»	»	»	»	3	»	»	1	»	2	2	»	»	9
De 45 à 50 ans	1	»	»	»	1	4	1	»	»	1	1	3	»	»	12
De 50 à 55 ans	1	»	»	»	»	1	1	»	»	1	1	1	»	»	6
De 55 à 60 ans	»	»	»	»	»	»	2	»	»	»	2	2	1	»	7
De 60 à 65 ans	»	»	»	2	»	»	2	1	»	1	1	4	»	»	11
De 65 à 70 ans	2	»	»	»	»	»	»	2	»	2	3	»	»	»	9
De 70 à 75 ans	1	»	»	»	»	»	1	5	»	2	3	3	»	»	15
De 75 à 80 ans	»	»	»	»	»	»	»	6	»	1	1	2	»	»	10
De 80 à 85 ans	»	»	»	»	»	»	»	1	»	»	»	3	»	»	4
De 85 à 90 ans	»	»	»	»	»	»	»	3	»	»	»	»	»	»	3
Totaux	8	4	»	7	1	14	7	18	1	8	19	23	1	»	111

On voit, par ce tableau, que 52 malades sur 111 décédées, c'est-à-dire près de la moitié, avaient dépassé 60 ans. La mortalité est toujours sensiblement accrue à l'asile par les démentes séniles qui nous arrivent à un âge très avancé, on pourrait presque dire pour mourir.

MALADIES INCIDENTES

Nous présentons, sous forme d'un relevé, les maladies incidentes traitées en 1891 :

Système nerveux

Ataxie locomotrice	1
Congestion cérébrale	12
Hémorrhagie cérébrale	5
Méningite	2
Névralgie sciatique	3
Ramollissement cérébral	8
Zona	1

Appareil des sens spéciaux

Blépharite	1
Cataracte	1
Conjonctivite	6
Dacryocystite	1
Kératocône	1
Kérato-conjonctivite	2
Kératite ulcéreuse	1
Orgeolet	2
Ophthalmie catarrhale	1
Phlyctène périkératique	1
Otite	1

Appareil circulatoire

Affection organique du cœur . . .	17
Arythmie	2
Asystolie	1
Syncope.	5

Appareil respiratoire

Bronchite	35
Broncho-pneumonie.	2
Congestion pulmonaire.	22
Emphysème pulmonaire.	4
Epistaxis	4
Laryngite	1
Pneumonie	15
Tuberculose	12

Appareil digestif et annexes

Amygdalite	7
Dysenterie.	4
Embarras gastrique.	47
Entérite.	36
Etranglement herniaire et kélotom.	1
Gingivite	8
Gastro-entérite	3
Hépatite.	4
Occlusion intestinale	1
Parotidite.	1
Stomatite	2

Appareil génito-urinaire

Cystite	2
Métrorrhagie.	3
Prolapsus utérin	3

Appareil moteur

Entorse	1
Fracture	4
Luxation	1
Rupture de tendons (doigt)	1

Appareil musculaire

Lumbago	2
Torticolis	1

Maladies des tissus

Abcès.	1
Adénome	2
Brûlure.	1
Contusion	5
Eschare.	17
Gangrène	1
Lymphangite.	1
Œdème partiel	1
Phlegmon.	3
Plaies diverses	12
Tourniole	5
Ulcère variqueux.	1

Maladies générales, diathésiques ou cutanées

Abcès froid	1
Acné.	8
Affections herpétiques.	10
Anémie	5
Anthrax.	3
Carcinose	5
Rhumatisme	7
Urticaire	1

Maladies contagieuses

Dothiénentérie	2
Erysipèle	5
Grippe	2

Maladies parasitaires

Gale	1
Teigne	3

Deux malades entrées enceintes à l'asile sont accouchées en 1891 ; l'une était atteinte d'imbécillité, l'autre, de manie. Dans les deux cas, la grossesse n'a présenté aucun incident, l'accouchement a été normal et les suites de couches ont été très simples, L'état mental de la malade atteinte de manie n'a été modifié en rien par l'accouchement.

Saint-Yon, 8 février 1892.

Le Directeur-Médecin,

A. GIRAUD.

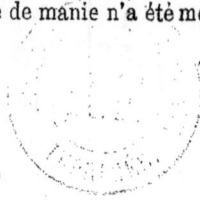

Le Médecin-Adjoint,

E. NICOULAU.

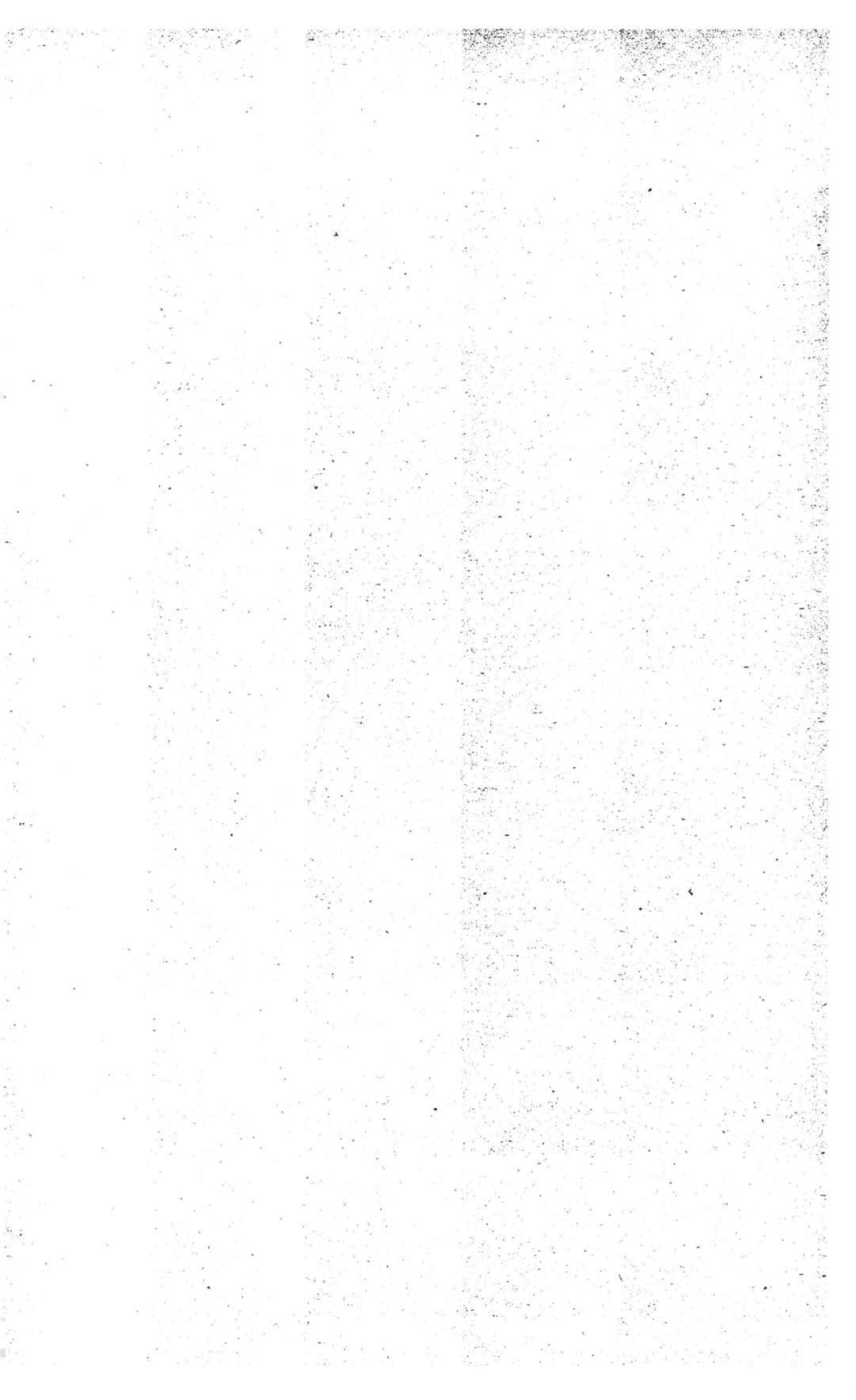

www.ingramcontent.com/pod-product-compliance
Lightning Source LLC
Chambersburg PA
CBHW060454210326
41520CB00015B/3948